ÉTUDE

SUR LES

EAUX DE MAMERS

ET DES COMMUNES ENVIRONNANTES

PAR E. BRINDEJONC

DOCTEUR EN MÉDECINE DE LA FACULTÉ DE PARIS,

SECRÉTAIRE DU CONSEIL D'HYGIÈNE,

INSPECTEUR DES PHARMACIES DE L'ARRONDISSEMENT DE MAMERS,

DÉLÉGUÉ CANTONAL,

LAURÉAT DE LA SOCIÉTÉ POUR LA PROPAGATION DE L'INSTRUCTION PRIMAIRE

(MÉDAILLE D'ARGENT POUR CONFÉRENCES D'HYGIÈNE AUX COURS
D'ADULTES, 1866-67),

MEMBRE CORRESPONDANT DE LA SOCIÉTÉ D'AGRICULTURE, SCIENCES ET ARTS
DE LA SARTHE, ETC.

TYPOGRAPHIE OBERTHUR ET FILS, A RENNES

Mon à Paris, rue des Blancs-Manteaux, 35.

—

1867

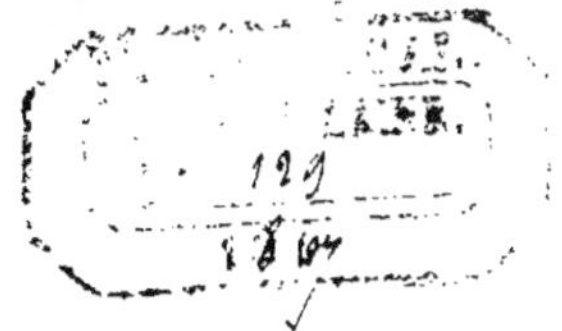

ÉTUDE

SUR LES

EAUX DE MAMERS

& DES COMMUNES ENVIRONNANTES

Mémoire lu à la Société d'Agriculture, Sciences & Arts
DE LA SARTHE (juillet 1867) :

Au point de vue de l'hygiène, de l'industrie et même de l'agriculture, la connaissance de la qualité des eaux employées dans une localité est de la plus grande importance, car les matières contenues en dissolution dans les eaux exercent une influence considérable sur la santé des populations, sur les produits de leur industrie et sur les productions du sol.

Pénétré de cette idée, j'essaierai dans ce travail :

1° De donner l'analyse hydrotimétrique d'un grand nombre de sources des environs de Mamers et d'indiquer la nature des matières contenues dans ces eaux, pour celles qui sont le plus employées;

2° De faire voir l'influence de ces eaux sur la santé et les productions du pays;

3° D'indiquer les moyens de remédier aux inconvénients que peuvent présenter les eaux dans leur emploi.

I

L'étage géologique auquel appartient une source modifie essentiellement sa composition dans ce pays; aussi est-ce dans l'ordre géologique que les eaux ont été groupées dans le tableau ci-dessous, qui donne leur valeur hydrotimétrique.

On sait que le nom d'hydrotimétrie a été donné par MM. Boutron et Boudet à leur ingénieuse méthode pour découvrir dans une eau la quantité de sels calcaires et magnésiens que contient cette eau, et cela au moyen d'une liqueur alcoolique titrée de savon et de quelques instruments.

D'après ce procédé, une eau est d'autant plus chargée de sels calcaires et magnésiens qu'elle marque plus de degrés hydrotimétriques, l'eau distillée marquant 0°.

Les chiffres indiqués dans ce tableau sont plus élevés que ceux donnés par moi les années précédentes et qui indiquaient le degré minimum pour l'été, tandis qu'ici je donne la moyenne entre ce minimum et le maximum très-élevé de nos automnes pluvieux.

Toutes ces analyses ont été faites plusieurs fois.

TABLEAU

DE LA VALEUR HYDROTIMÉTRIQUE DES EAUX DES ENVIRONS DE MAMERS.

TERRAIN PALÉOZOIQUE.

Étage Silurien (d'Orbigny).

Ruisseau des Tainières (Louzes).............	3° 5
Ruisseau de Louzes	3° 5
Rivière la Bienne, au Val	8° »

TERRAIN JURASSIQUE.

Étages Bajocien et Bathonien (d'Orbigny), Oolithe

Source de Saint-Loup (Louzes).	22°	»
Fontaine de Rosette (Mamers).	24°	»
Puits de la Ruellerie (Vesot)	24°	»
Source des Êtres (Contilly)	24°	»
Source de la rivière la Dive (Marolette)	25°	»
Rivière la Dive, à la Grille (Mamers).	26°	»
La Dive, au Petit-Moulin (Saint-Remy-des-Monts)	26°	»
Puits de l'auberge de Chaumitton (Le Val)	26°	»
Fontaine du Cantonnier, de Pont-Girard (Saint-Remy-des-Monts).	26°	»
Source du Servoir, à Contilly	26°	5
Puits de Vallée-Baton (Vesot)	27°	»
Source de Clairefontaine (Contilly)	28°	»
Puits de la Mare, à Vesot.	28°	»
Puits au bourg de Saôsne	28°	»

Étage Callovien (d'Orbigny).

Gouffre de la Gasnerie (Saint-Remy-des-Monts)	30°	»
Gouffre du Ponteaubeau (Saint-Remy-des-Monts)	30°	»
Puits des Fourches (Saint-Longis)	30°	»
Puits à la Maladrerie (Saint-Remy-des-Monts)	32°	»
Puits à la Forêt (Saint-Remy-des-Monts)	34°	»
La fontaine du Lévrault (Mamers).	34°	5
La fontaine de Poudreuse (Mamers)	34°	5
Puits de la Champfortière (Saint-Pierre-des-Ormes)	34°	5
Puits de Vauvert (Origny-le-Roux).	36°	5
La fontaine Saint-Marc (Saint-Remy-des-Monts)	36°	»
Puits de la Behellerie (Saint-Pierre-des-Ormes)	38°	»
Puits du Chiau (Saint-Fulgent-des-Ormes)	38°	»
Puits au bourg de Saint-Fulgent-des-Ormes.	38°	5
Puits de la mare Gautier (Mamers).	39°	»
Puits au bourg de Saint-Pierre-des-Ormes.	40°	»
Puits à la commune (Saint-Pierre-des-Ormes).	40°	»
Fontaine de la Rométrie (Saint-Fulgent).	42°	»
Puits au bourg de Saint-Remy-des-Monts.	42°	»
Puits du Grand-Meslin (Origny-le-Roux)	43°	»
Puits du Laurier (Saint-Vincent-des-Prés)	44°	»
Puits de Riday (Saint-Vincent-des-Prés)	45°	5
Puits de la Régorgeoire (Commerveil)	47°	»
Puits des Mares (Commerveil)	48°	»
Puits au bourg d'Origny-le-Roux	48°	»
Puits au Tertre, à Saint-Fulgent.	48°	»

TERRAIN CRÉTACÉ.

Étage Cénomanien (d'Orbigny).

Puits au bourg de Montgaudry...................... 48° »
Puits de la Coépellière (Pervenchères).............. 56° »
Puits au bourg de Laperrière....................... 57° »
Puits à l'Hôtel-Hubert (Chemilly) .... 70° »

Ce classement des eaux a été fait d'après une carte géologique très-détaillée que j'ai dressée en partie d'après les fossiles qui caractérisent les étages, en partie, surtout pour les communes du département de l'Orne qui sont voisines de Mamers, d'après l'album très-incomplet mais très-consciencieux que M. Bachelier a laissé à la ville de Mamers (1).

On peut remarquer que les eaux sont d'autant plus calcaires qu'elles sortent d'un terrain de formation plus récente.

En effet, celles qui descendent de la forêt de Perseigne, terrain paléozoïque, étage silurien, d'Orbigny, marquent de 3° à 8° hydrotimétriques. Les eaux de pluie marquant souvent 3°, on peut considérer celles de ce terrain comme pures.

(1) Puisque le nom de M. Bachelier se présente ici, qu'il me soit permis de rendre hommage à la mémoire d'un homme qui a donné à la ville de Mamers une collection de fossiles, incomplète sans doute, mais déjà considérable.

Voyageur de commerce, M. Bachelier n'avait pas reçu l'instruction nécessaire aux études géologiques. Cependant, à force de travail, il acquit des connaissances étendues, soit en voyageant, soit en étudiant les ouvrages spéciaux assez nombreux et bien choisis dont il avait composé sa bibliothèque et qu'il a légués à notre ville.

M. Bachelier était en rapport avec les géologues, et des savants lui ont consacré des espèces qu'il avait découvertes dans nos environs. Laissant donc de côté son originalité très-grande et trop remarquée, je suis heureux de rendre hommage à la mémoire d'un homme qui, pour son âpreté à l'étude, n'aura malheureusement pas à Mamers beaucoup d'imitateurs.

Il est à regretter que la collection Bachelier soit entassée dans un local très-insuffisant et mal éclairé.

Les eaux du terrain jurassique viennent après, dans l'ordre géologique et dans l'ordre de pureté. Celles de l'oolithe, étages Bajocien et Bathonien, d'Orbigny, marquent en moyenne 27° 7 et aucune ne dépasse 28°.

Dans l'étage Callovien, qui vient ensuite, les eaux sont plus calcaires. Elles marquent en moyenne 38° 8 et les plus chargées 48°.

Enfin, celles qui sortent du terrain Crétacé, dont nous n'avons dans nos environs que l'étage Cénomanien, sont encore beaucoup plus chargées, puisqu'elles marquent jusqu'à 70° hydrotimétriques ; aussi le terrain est-il plus récent que le terrain jurassique.

Comme corollaire de ce qui précède, nous voyons que les eaux d'un étage sont d'autant moins chargées de sels calcaires qu'elles se rapprochent davantage d'un étage plus ancien. Ainsi les sources du Callovien de la Gasnerie, du Ponteaubeau (Saint-Remy-des-Monts), des Fourches (Saint-Longis), ne marquent que 30°, parce qu'elles sortent sur la limite de l'étage précédent.

Nous devons remarquer, en outre, que les sources sont plus profondes dans l'oolithe que dans l'étage Callovien. Cela tient à la grande perméabilité du sol oolithique, tandis que dans le sol Callovien il existe une couche argileuse à peu près uniforme, à une profondeur de 3 à 6 mètres. Dans quelques endroits, cette couche affleure le sol. Elle est imperméable aux eaux et c'est à la surface que coulent les sources superficielles. Voilà la cause de la grande humidité que l'on rencontre dans beaucoup de parties de notre sol, qui, par leur situation élevée, paraissent arides. Dans ces endroits, le drainage serait excellent au point de vue agricole et donnerait de très-bons résultats au point de vue de la salubrité.

En effet, ces terrains, dans lesquels l'eau est stagnante tout l'hiver, se dessèchent dans l'été, sous l'influence de la chaleur du soleil. Alors se produisent les mêmes miasmes que dans les marais.

Aussi est-il à remarquer que dans nos environs, ce sont les localités qui reposent sur la couche argileuse que l'on voit surtout atteintes des maladies miasmatiques, telles que fièvres intermittentes, fièvres continues, angines couenneuses, etc.

On peut donc, en jetant les yeux sur la carte géologique des environs de Mamers, annoncer à quelle profondeur on pourra trouver de l'eau, et quel sera son degré hydrotimétrique moyen dans un point déterminé, puisque l'on sait que dans l'oolithe il faut creuser profondément, quelquefois jusqu'à 30 mètres, pour trouver des sources et que l'eau que l'on obtient marque en moyenne 25° 7. Qu'en outre, dans l'étage Callovien, en creusant le sol à 6 mètres et souvent moins, on trouvera de l'eau et que la valeur hydrotimétrique de cette eau sera de 38° en moyenne. Enfin que le terrain crétacé donne de l'eau beaucoup plus chargée, puisqu'elle peut marquer jusqu'à 70°.

Comme ce terrain est plus éloigné de Mamers que les précédents, j'ai moins observé ses eaux.

On voit qu'à part les ruisseaux de la forêt de Perseigne, qui ne servent guère aux usages domestiques, nos eaux sont très-chargées. Toutefois, elles ne contiennent pas de magnésie, on n'y trouve guère que du carbonate de chaux. Ainsi, après avoir précipité la chaux par l'oxalate d'ammoniaque dans les sources les plus employées, notamment celles de Clairefontaine, de Poudreuse, de Rosette, je n'ai pu obtenir par le phosphate de soude et d'ammoniaque aucun précipité de phosphate ammoniaco-magnésien. Je me suis assuré que ces eaux ne sont pas non plus sulfatées.

Enfin, traitées par le sulfo-cyanure de potassium, elles n'accusent pas de matières organiques.

II

Si le carbonate de chaux peut être utile lorsqu'il se trouve en petite quantité dans une eau, tout le monde s'accorde à reconnaître l'influence nuisible qu'exercent sur la santé les eaux qui en sont, comme ici, trop chargées et que l'on appelle des eaux dures, crues, etc.

Aussi depuis longtemps ont-elles mauvaise réputation. Pesche (Dict. statist. de la Sarthe) leur reproche de produire à « Mamers un assez grand nombre de goîtres et la carie des dent. »

On rencontre, en effet, dans ce pays-ci, bon nombre de goîtreux. Le goître y est en outre beaucoup plus fréquent chez la femme que chez l'homme. Mais comme les personnes atteintes de grosse gorge ont soin de dissimuler cette infirmité et de s'en faire soigner dès le début; comme d'autre part le traitement par les iodures réussit bien dans nos localités, on rencontre rarement ces énormes difformités que tout le monde connaît.

Attribué tour à tour à bien des causes, le goître, au dire de tous les hygiénistes, est dû à une altération spéciale de l'eau, altération non encore déterminée. M. Châtin seul est exclusif en attribuant le goître à l'absence de l'iode dans l'eau. Je n'ai pu trouver d'iode dans les eaux que j'ai analysées; mais je n'en voudrais pas conclure qu'il n'y en a pas.

Pour moi, le développement exagéré de la glande

thyroïde ou goître de ce pays-ci, est une des manifestations du lymphatisme. Aussi le rencontre-t-on le plus souvent chez ces jeunes filles dont la peau blanche laisse apercevoir par transparence la couleur bleue des veines et dont le cou présente des deux côtés des ganglions très-développés.

La proportion beaucoup plus considérable de goîtres chez les femmes explique pourquoi, sur la carte géographique en France du goître, dressée d'après les tableaux de recrutement, par le docteur Grange, notre pays passe pour n'avoir qu'un goîtreux sur mille habitants, tandis qu'on en rencontre un nombre bien plus grand.

Le second reproche adressé par Pesche aux eaux des environs de Mamers, c'est de produire la carie presque générale des dents. C'est autant à l'ensemble des mauvaises conditions hygiéniques qu'à l'eau seule qu'il faut attribuer cette carie que Pesche n'avait que trop justement remarquée. Le tempérament lymphatique poussé souvent jusqu'à la scrofule est le plus commun ici, et tout le monde connaît l'influence de ce tempérament sur l'évolution des dents qui, gâtées dès l'enfance, sont remplacées par d'autres dents qui subissent le même sort.

On pourrait avec plus de raison reprocher directement à l'eau très-calcaire de produire une autre altération de la bouche que l'on a appelée calcul buccal, odontotithe, tartre et que je désignerai tout simplement sous le nom d'encroûtement des dents. Les dents, sans être cariées, se recouvrent d'un enduit jaunâtre qui devient très-dur, et qui se déposant d'abord au collet des dents, s'élève progressivement jusqu'à la couronne des dents en même temps qu'il détache les gencives en les refoulant et qu'il finit par soulever les dents de leurs alvéoles. Cette affection n'est pas particulière à ce pays-ci, mais elle y est bien plus fréquente que dans beaucoup d'autres localités, sous l'influence soit des acides (on sait que la boisson habituelle est le cidre), soit de l'élévation de température pour les boissons aqueuses prises chaudes. Le sel calcaire décomposé se fixe aux dents au moyen des mucosités de la bouche. Cette explication paraît en rapport avec l'observation des faits. Je sais que M. Serre attribue aux glandes dentaires, découvertes par lui, la sécrétion du tartre. Mais cette sécrétion devrait alors être plus abondante dans le jeune âge, où ces glandes sont plus développées que dans la vieillesse, où elles sont atrophiées; et c'est précisément le contraire qui a lieu.

Enfin, serait-ce aller trop loin que d'accuser ces eaux calcaires d'être en partie la cause des maladies nombreuses du tube digestif que les médecins observent à Mamers et aux environs. Pour moi, je ne le crois pas; car la boisson ordinaire, surtout dans les campagnes, est le petit cidre. Or, le petit cidre contient une très-grande proportion d'eau à laquelle on n'a l'habitude de faire subir aucune préparation dans le but de l'améliorer. Dès lors le petit cidre doit présenter tous les inconvénients des eaux dures.

« Les eaux qui contiennent des proportions élevées de matières fixes en dissolution, dit l'*Annuaire des Eaux de France*, ont presque toutes une saveur désagréable, une action purgative prononcée, ou une action altérante, nuisible sur l'ensemble de la nutrition. » Or, d'après les expériences de MM. Boutron et Boudet, un degré hydrotimétrique équivaut pour le carbonate de chaux à un centigramme de ce sel pour un litre. Comme nos eaux ne contiennent que du carbonate de chaux, on peut, en se reportant au tableau qui précède, voir combien de carbonate de chaux contient chacune d'elles. Ainsi, l'eau qui marque 25° en contient 25 centigrammes ; l'eau qui marque 50° en contient 50 centigrammes par litre.

L'influence qu'ont les eaux chargées sur la qualité du chanvre est connue de tous les observateurs. Elles rendent pendant le rouissage la fibre textile plus cassante. Dans ce pays, où la culture du chanvre devient tous les ans plus importante, c'est un inconvénient sérieux. Espérons que les essais que l'on ne cesse de faire pour supprimer le rouissage donneront un jour un résultat pratique. Les cultivateurs de chanvre y gagneront beaucoup et la salubrité aussi ; beaucoup d'autres industries se plaignent des sels calcaires ; les fabricants de boissons gazeuses, alcooliques, de bière, etc. La plupart d'entre eux savent les améliorer.

III

Puisque nous ne trouvons que des eaux calcaires, et que dans certaines communes, notamment à Mamers, on s'estime heureux d'en avoir en quantité suffisante, ce qui n'a lieu que depuis la dérivation des sources de Clairefontaine, une des sources de l'Oolithe, voyons comment il est possible d'améliorer ces eaux.

Le premier moyen est l'aération. En laissant l'eau quelque temps exposée à l'air avant de s'en servir, une partie de l'acide carbonique qu'elle contient se dégage ; le sel calcaire passe de l'état de bicarbonate de chaux à l'état de carbonate de chaux insoluble et y forme ce précipité blanc qui ternit la transparence des vases de verre.

C'est pour ce motif qu'aux bornes-fontaines de Mamers, l'eau, dès qu'elle est reçue dans un vase, paraît bouillir tant que le gaz s'échappe et devient laiteuse jusqu'à ce que le sel de chaux devenu insoluble se soit déposé.

L'eau peut encore être améliorée par la filtration. Divers appareils simples ou composés ont été inventés pour filtrer l'eau. Il nous suffit de dire que cette opération est indispensable pour nos eaux.

Toutefois, le meilleur moyen d'enlever à l'eau la plus grande partie de son carbonate de chaux, c'est de la faire bouillir. Voici dans quelles proportions, sous l'influence de l'ébullition, l'eau des sources suivantes s'est améliorée. Les expériences dont les résultats sont consignés dans le tableau suivant ont été faites le 21 décembre, c'est-à-dire à l'époque où les sources sont, en général, les plus chargées. Aussi c'est le degré maximum de chaque source qui figure sur le tableau.

NOMS DES SOURCES.	DEGRÉ hydrotimétique de la source.	DEGRÉ DE L'EAU après 15 minutes d'ébullition.	DEGRÉ DE L'EAU après 30 minutes d'ébullition.
Rosette (Mamers).........	32°	16°	10°
Poudreuse (Mamers)......	36°	12°	10°
Clairefontaine (Contilly)...	32°	16°	10°
Eau de Clairefontaine, prise aux bornes-fontaines de Mamers.	44° »	16° »	11° »

Après l'ébullition, l'eau sera privée d'air, il est vrai; mais les expériences de M. Lefort ont montré avec quelle rapidité l'eau absorbe l'air de l'atmosphère. Il suffira donc de la laisser quelque temps exposée à l'air pour qu'elle redevienne suffisamment aérée.

On voit, en outre, tout l'avantage que l'on aurait à faire bouillir pendant trente minutes l'eau qui doit servir pour la confection du café, du thé, des tisanes; pour la cuisson des légumes; pour la fabrication de la bière, du cidre; pour le coupage des alcools; pour le savonnage, etc.

On peut encore employer, pour améliorer les eaux calcaires, différents procédés chimiques; mais comme ils ne sont pas jusqu'à présent d'une utilité pratique, je n'ai pas cru devoir les mentionner dans un travail d'hygiène.

Mamers, le 15 mai 1867.

Dr E. BRINDEJONC.

NOTES

A l'occasion du Mémoire de M. Brindejonc.

Après la lecture de ce Mémoire, un membre demande à présenter plusieurs remarques. La première a rapport au degré hydrotimétrique, croissant à mesure qu'on s'élève dans la série des étages géologiques. Les observations du Dr Brindejonc à ce sujet sont assurément très-curieuses, tant qu'elles s'appliquent au sol de Mamers, tout particulier quant à sa composition minéralogique; mais il y aurait danger à leur donner une importance plus générale. Par exemple : un essai hydrotimétrique a été fait par M. Vetillart sur l'eau d'un puits situé à Sablé, faubourg Saint-Nicolas, et reposant sur une roche dioritique. Cette eau a marqué 32 degrés. L'essai dont il est fait mention ici est consigné dans le bulletin de la Société d'agriculture, sciences et arts de la Sarthe, tome XIII, année 1858, page 327, et porte pour numéro d'ordre le chiffre 33.

La seconde remarque concerne la magnésie, qui n'existerait pas dans les eaux de Mamers et des environs. Il est à regretter que, avant de prendre détermination exclusive, l'auteur d'un mémoire aussi plein d'intérêt n'ait pas cru devoir suivre les instructions données par MM. Boutron et Boudet à la page 38 et suivantes de la notice qui accompagne leur ingénieux appareil hydrotimétrique. Cette opération, plus simple et plus en harmonie avec le reste du travail, aurait aussi été plus sûre que la réaction du phosphate de soude ammoniacal dont l'emploi exige des précautions indispensables. Aussi, pour séparer la magnésie de la chaux, MM. Girard et Chancel prescrivent, dans leur précis d'analyse quantitative, page 320, d'ajouter à la solution à examiner du chlorhydrate d'ammoniaque en quantité suffisante pour que l'addition de l'ammoniaque caustique ne la trouble pas ; ensuite, de la sursaturer d'ammoniaque. C'est alors seulement qu'on précipite la chaux par l'oxalate d'ammoniaque ; on laisse le tout en repos pendant douze heures dans un lieu chaud ; on filtre et c'est dans la liqueur filtrée, toujours entretenue ammoniacale, qu'on verse le phosphate de soude. Sans ces précautions minutieuses, qui n'ont pas été prises, ce réactif est inhabile à signaler la présence de la magnésie dans les eaux de sources qui n'en renferment ordinairement que de faibles proportions.

Enfin, le degré hydrotimétrique trouvé encore après une demi-heure d'ébullition prouve d'une manière irrécusable qu'il y a dans les eaux essayées par notre collègue M. Brindejonc d'autres sels que du bicarbonate de chaux. Il est probable que le nitrate d'argent y eût découvert la présence de l'acide chlorhydrique.

Après avoir entendu ces explications, la Société décide que ces réserves seront soumises à l'appréciation de M. Brindejonc, et que des remerciements seront consignés au procès-verbal pour la communication d'un travail qui intéresse à la fois la salubrité, l'industrie et l'agriculture d'une contrée importante du département de la Sarthe.

(Note remise par M. Guéranger, membre honoraire.)

Le Secrétaire,

MANCEAU.

RÉPONSE

A la Note de M. Guéranger

Il suffit, pour répondre à la première objection de la note qui précède, de se reporter au titre de ce travail : *Etude sur les eaux de Mamers et des communes environnantes.* Loin de moi la pensée de donner à des observations toutes locales *une importance plus générale.* Toutefois, pour démontrer le danger qu'y voit l'auteur de la note, je voudrais d'autres exemples que l'analyse citée de l'eau d'un puits situé faubourg Saint-Nicolas, à Sablé. Cette analyse, faite avec le soin qu'apporte toujours M. Vétillard à ses travaux, doit être exacte. Mais n'est-ce point une exception ? L'analyse de plusieurs sources du même terrain serait nécessaire pour que l'objection eût de la valeur.

La recherche de la magnésie a été faite avec le plus grand soin. Ainsi, pour la réaction par le phosphate de soude, toutes les précautions minutieuses indiquées par **MM**. Girard et Chancel, et rappelées dans la note, ont été prises. Le résultat a cependant été complétement négatif. Le phosphate de soude n'a pas troublé la liqueur.

Les expériences hydrotimétriques de **MM**. Boutron et Boudet ont aussi été faites, et voici pour la source de Clairefontaine en particulier le résultat qu'elles ont donné :

1° Degré de l'eau à l'état naturel............... 32°

2° Degré de l'eau précipitée par l'oxalate d'ammoniaque... 3°

3° Degré de l'eau bouillie et filtrée............. 10°

4° Degré de l'eau bouillie, filtrée et précipitée par l'oxalate d'ammoniaque, moins de............. 1°

En appliquant ces données d'après la méthode de **MM**. Boutron et Boudet, on trouve pour la source en question :

Acide carbonique..................... 3° 5

Carbonate de chaux..................... 25° »

Sels de chaux autres que le carbonate....... 3° 5

Quant aux sels de magnésie, on n'en trouve même par ce procédé que des traces, s'il en existe.

Dans ce travail d'hygiène dont le but est d'étudier l'influence des eaux sur la santé des habitants, ces traces de magnésie, si elles existent, ne doivent pas être prises en considération. Elles ne pourraient, en effet, avoir aucune influence.

La troisième observation de l'auteur de la note est parfaitement exacte. En traitant, en effet, l'eau bouillie et filtrée par le nitrate d'argent, on obtient un précipité blanc, caillebolé, soluble dans l'ammoniaque. Cette réaction dénote la présence de l'acide chlorhydrique, sans doute à l'état de chlorure de calcium, et elle explique, comme le dit très-bien M. Guéranger, le degré hydrotimétrique trouvé après une demi-heure d'ébullition.

Je dois, en terminant, remercier M. Guéranger des observations qu'il a bien voulu faire sur mon travail. Les remarques de ce savant prouvent l'importance qu'il attache au sujet que j'ai essayé de traiter.

Dr E. BRINDEJONC.

Typ. Oberthur et fils, Rennes. — Maison à Paris, rue des Blancs-Manteaux, 35.

www.ingramcontent.com/pod-product-compliance
Lightning Source LLC
Chambersburg PA
CBHW061855080726
47597CB00010BA/4213